RESFRIADOS INFANTILES:

40 REMEDIOS

NATURALES

Guía Práctica

J.R. R. Perkins

Imágenes de Portada:

Contenido

Capítulo 1: ¿Qué es un Resfriado?

Un resfriado es una infección viral que afecta al sistema respiratorio siendo más común durante los meses otoñales e invernales o cuando se producen drásticos cambios de temperatura.

Existen cientos de virus relacionados con el resfriado siendo el más común el rinovirus. Al ser infecciones virales, los antibióticos no mejoran los síntomas sino que debilitan el organismo, haciéndolo más vulnerable al ataque de otros virus.

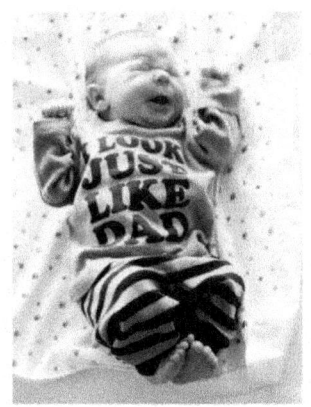

Los resfriados pueden durar entre 3 y 12 días y son la enfermedad más común en niños y adultos de todas las edades siendo también la causa más frecuente de consulta pediátrica.

Un niño sano se puede resfriar hasta ocho veces al año al estar en contacto con otros niños y debido al hecho de que su organismo aún está desarrollando sus defensas con lo cual la infección es inevitable. Al crecer, los humanos desarrollamos un repertorio de anticuerpos que nos proporcionan inmunidad frente a los resfriados enfrentándonos mejor a las infecciones.

En las primeras fases del resfriado, su hijo puede quejarse de dolores de cabeza y congestión nasal. Mientras el constipado progresa, las secreciones de mucus se vuelven más tensas y frecuentes.

A veces algunos de los efectos secundarios del resfriado, como estrés o fatiga, pueden causar infecciones bacterianas que requerirán atención médica.

Los síntomas de un resfriado común son:

- Estornudos frecuentes,
- Nariz bloqueada o goteo de mucosidad transparente, amarilla o verde (7- 10 días,
- Tos frecuente,
- Dolor de garganta, posible tos y ronquera por un periodo de 2 a 3 semanas,
- Pérdida de apetito,
- Inflamación de los ganglios linfáticos del cuello,
- Fatiga,
- Dolor de oído y/o dolor de cabeza,
- Diarrea y vómitos (en ocasiones)
- Ojos llorosos con posible inflamación de senos nasales (cavidades en los huesos de la mejilla, tras la nariz),
- Fiebre moderada (ocasional- de 2 a 3 días).

Capítulo 2: ¿Cómo se Contagia un Resfriado?

Los niños pueden contagiarse a través de otros niños o de miembros de la familia, así como, a través de profesores, cuidadores, animales domésticos y objetos.

El contagio puede ser directo (besos, caricias o contacto físico con una persona infectada); indirecto (tocando cualquier objeto- juguete, pañuelo, servilleta, pomos de puertas, etc.- que haya sido tocado previamente por una persona infectada); o a través del aire (la mayoría de los gérmenes se extienden en el aire cuando una persona contagiada tose o estornuda).

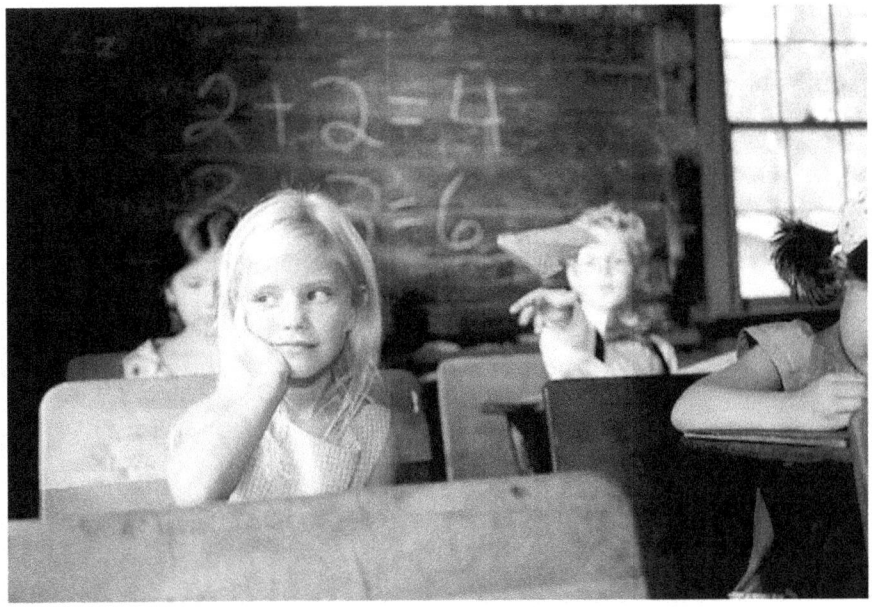

Distintas estadísticas coinciden en que un niño en edad pre-escolar sufre alrededor de 9 resfriados al año mientras que aquellos que asisten a guarderías llegan a tener unos 12 resfriados anuales. Por otro lado, adolescentes y adultos pueden llegar a padecer hasta 7 resfriados cada año.

Capítulo 3: ¿Qué Hacer Cuando un Niño Está Resfriado?

No existe una cura para un resfriado común siendo lo más normal que el virus y los síntomas asociados a él desaparezcan por sí mismos con el paso de los días. Sin embargo, hay una serie de trucos y consejos que se pueden seguir para ayudar a los pacientes en el proceso vírico:

- Mantener a su hijo lo más cómodo posible.

- Suministrar al niño gran cantidad de líquidos (libres de cafeína y teína), ya que, si el organismo está bien hidratado se sentirá más fuerte para luchar contra el virus. A los niños de tres meses a un año se le ha de suministrar entre una y tres cucharaditas de líquidos calientes (como agua o zumo de manzana) cuatro veces al día. Si un bebé menor de tres meses tiene tos, se requiere atención médica.

- Mantener la temperatura de la casa entre 18 y 22 grados (en el cuarto del niño, mejor más baja).

- Alimentar al niño con pequeñas comidas nutritivas, preferiblemente ricas en vitamina C como tomates, verduras y cítricos.

- Si el niño se siente lo suficientemente fuerte, debe continuar con su rutina y actividades diarias.

- Revisar constantemente la temperatura del pequeño y no suministrarle ácido acetilsalicílico como la Aspirina porque puede provocar el Síndrome de Reye, una enfermedad rara que afecta a niños menores de 15 años dañando el cerebro y el hígado. Tampoco suministre medicinas sin receta médica a los niños, especialmente a menores de 6 años.

- Aunque colocar un humidificador en el dormitorio del niño le puede ayudar a respirar mejor, su uso debe limitarse porque los humidificadores de aire frío pueden extender las bacterias y los de aire caliente pueden causar quemaduras.

- Llamar al médico o llevar al niño a urgencias si presenta alguno de estos síntomas:

  o Dificultad para respirar, comer, dormir y/o beber,

  o El niño respira sin control y rápidamente (más de 60 respiraciones por minuto en bebés y más de 40 respiraciones por minutos en niños mayores de 2 años),

  o Si el niño no puede parar de llorar,

  o Presenta vómitos y/o diarrea o síntomas de deshidratación,

  o Tiene los labios azules,

  o Su hijo está muy decaído o es muy difícil mantenerle despierto,

- o El niño tose tan intensamente que le provoca vómitos o convulsiones,
- o Se despierta por las mañanas con uno o los dos ojos cerrados a causa de pus amarillenta y seca,
- o Está más dormido o decaído de lo habitual y no quiere jugar mientras parece no poder sentirse cómodo,
- o Tiene tos durante más de 3 semanas,
- o Tiene dolor de garganta, más o menos fuerte, durante más de 24 horas,
- o Presenta costras amarillentas alrededor de la nariz,
- o Las fosas nasales se tornan verdes,
- o Tiene dolor de oído,
- o Tiene secreción amarilla o verdosa en los ojos,
- o Tiene ojos muy llorosos,
- o Tiene fiebre superior a 38 grados, le reaparece un episodio de fiebre en medio del resfriado o le sube la fiebre de manera drástica y repentina,

- ○ Hay que llevar al niño al médico si se trata de un bebé menor de 3 meses y con algo de fiebre,
- ○ Los síntomas no mejoran en una semana,
- ○ Tiene faringitis o se le hinchan las amígdalas,
- ○ Presenta síntomas de dolor o se tira de las orejas,
- ○ Tiene secreciones nasales densas o de color amarillo o verde durante más de 10 días.

No ignore estos síntomas y acuda al médico inmediatamente, ya que, en ocasiones pueden derivar en enfermedades más serias como bronquitis o neumonía.

Capítulo 4: ¿Cómo Prevenir un Resfriado?

Es prácticamente imposible evitar los resfriados cuando hay un niño en casa siendo muy posible que toda la familia y los animales de compañía acaben contagiados.

El virus del resfriado común se extiende rápidamente por el aire y puede quedarse impregnado en objetos como barandillas de escaleras, pomos de puerta, libros, juguetes o utensilios de cocina.

Sin embargo, hay unos cuantos trucos a seguir para reducir las posibilidades de contagio:

- Acostumbrar a los niños a lavarse las manos con abundante agua templada y jabón.

Inculcarles el hábito de lavarse las manos antes de las comidas, tras una visita al baño, después de entrar en contacto con alguien resfriado y cada vez que estornudan o tosen.

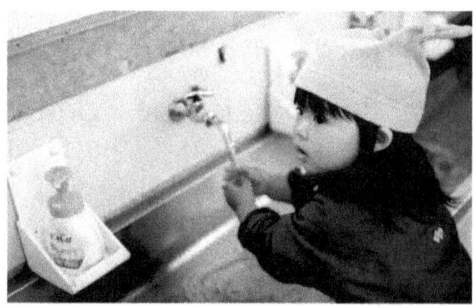

- Mantener a un niño contagiado en casa para evitar que el virus se propague en la escuela.

- Enseñar a los niños a cubrirse la boca cuando estornuden o tosan y a utilizar un pañuelo para sonarse.

- Lavar las manos del niño y las suyas después de sonar al pequeño.

- Mantener a los bebés menores de tres meses alejados de personas resfriadas.

- Evitar que los niños se lleven a la boca juguetes que han de compartir sin haberlos lavado antes.

- Evitar que los niños compartan tazas, vasos, cubertería o chupetes con otros niños.

- No dejar que los niños besen a personas resfriadas.

- Evitar que alguien fume cerca de su hijo pequeño porque empeorará sus problemas respiratorios.

- Prevenir resfriados suministrando al niño suplementos infantiles con multi-vitaminas y/o Zinc y alimentos ricos en vitamina C que fortalecen el sistema inmunitario (cítricos, tomates, verduras frescas...).

- Ventilar frecuentemente las habitaciones para permitir que los virus se vayan.

Capítulo 5: ¿En Qué se Distingue un Resfriado de una Gripe?

La gripe es una infección respiratoria causada por el virus que lleva su nombre. Al igual que un resfriado la gripe es más frecuente durante los meses de otoño e invierno o cuando se producen cambios bruscos de temperatura.

A diferencia de un resfriado, el virus de la gripe es más fuerte y puede mutar de vez en cuando con lo cual nadie es inmune a él.

El virus de la gripe afecta al sistema respiratorio y puede contagiarse de una persona a otra a través del aire, de objetos o entrando en contacto con personas infectadas.

Este virus se extiende más rápidamente que un resfriado y algunos de los síntomas típicos son:

- Fiebre repentina que puede llegar a ser muy alta (entre 2 a 4 días),
- Dolor de estómago,
- Vómitos y/o diarrea,
- Escalofríos y convulsiones,
- Dolores de cabeza,
- Dolores e inflamaciones musculares (ocasionalmente- entre 2 a 4 días),
- Fatiga extrema (puede durar varias semanas),
- Dolores de espaldas,
- Tos seca (puede durar más de 2 semanas),
- Dolor de garganta,
- Dolor de oídos,
- Ojos enrojecidos y,
- Pérdida de apetito.

Capítulo 6: ¿Qué Hacer Cuando un Niño Tiene Gripe?

Hay una serie de trucos y consejos que se pueden seguir para ayudar a los niños a superar el proceso gripal:

- Suministrar al niño gran cantidad de líquidos, libres de cafeína y teína, porque cuando el organismo está bien hidratado se sentirá más fuerte para luchar contra el virus. A los niños de tres meses a un año se le ha de suministrar entre una y tres cucharaditas de líquidos calientes (como agua o zumo de manzana) cuatro veces al día. Si un bebé menor de tres meses tiene tos, se requiere atención médica.

- Mantener la temperatura de la casa entre 18 y 22 grados (en el cuarto mejor más baja).

- Alimentar al niño con pequeñas comidas nutritivas, preferiblemente ricas en vitamina C como tomates, verduras y cítricos.

- En caso de fiebre, vestir al niño con ropa ligera (preferiblemente sólo ropa interior) y mantener la habitación a una temperatura de 20°C mientras se mide la temperatura del niño constantemente.

- Preparar gárgaras de agua templada para suavizar la garganta. A niños mayores de 3 años se le puede dar un caramelo sin azúcar que contenga miel o menta.

- Revisar constantemente la temperatura del pequeño y no suministrarle ácido acetilsalicílico como la Aspirina porque puede provocar el Síndrome de Reye, una enfermedad rara que afecta a niños de menos de 15 años dañando el cerebro y el hígado.

- Tampoco le suministre medicinas sin receta a los niños, especialmente cuando son menores de 6 años. En vez de ello, debe consultar con el farmacéutico o el médico.

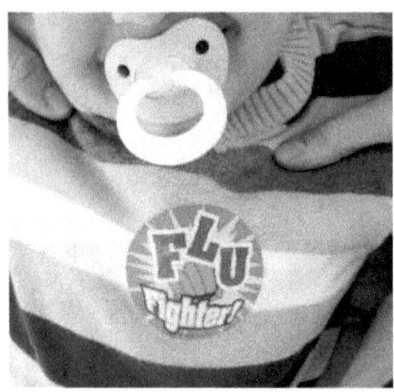

En algunos casos, la gripe puede derivar en infecciones más severas como otitis, neumonía, sinusitis o bronquitis y, en raros casos, puede afectar al cerebro, al corazón o debilitar el sistema inmune.

Llame a su médico o lleve a su hijo a urgencias si:

- Presenta dificultad para respirar, comer, dormir y/o beber,

- El niño respira sin control y rápidamente (más de 60 respiraciones por minuto en bebés y más de 40 respiraciones por minutos en niños mayores de 2 años),

- Su hijo no ha comido y/o bebido o ha estado con vómitos y/o diarreas durante más de 4 horas,

- Tiene fiebre superior a 38° y/o convulsiones febriles,

- Tiene dolores en el pecho o tos severa,

- Tiene tos severa que le hace vomitar o tener convulsiones,

- No ha orinado en cinco o seis horas tras despertarse,

- Está más adormecido que de costumbre o es incapaz de moverse,

- No quiere jugar y comer y no parece sentirse cómodo,

- No se siente mejor tras 5 días y/o recae en los síntomas repentinamente,

- Tiene los labios azules,

- Parece confuso,

- Tiene el cuello rígido,

- Tiene tos durante más de una semana.

Capítulo 7: ¿Cómo Prevenir la Gripe?

- Se ha de vacunar contra la gripe a niños mayores de 6 meses, especialmente cuando presentan riesgo de complicaciones, asegurándose de que los niños tienen las vacunas recomendadas por el médico.

- A los niños menores de seis meses, quienes no se pueden vacunar, hay que mantenerlos lo más alejados posible de personas con resfriados o gripes.

- Inculque a su hijo el hábito de limpiarse las manos adecuadamente, especialmente tras toser, estornudar, visitar el año o entrar en contacto con personas contagiadas.

- Enseñe a sus hijos a cubrirse la boca cuando tosan o estornuden.

- Instruya a los niños a no llevarse a la boca juguetes que han de compartir antes de lavarlos adecuadamente.

- Enseñe a sus hijos a no compartir vasos, tazas, cubiertos, juguetes o chupetes con otros niños.

Capítulo 8: Remedios Naturales contra el Resfriado

Los remedios naturales son seguros, ayudan a sentirse mejor y, en la mayoría de los casos, son muy baratos.

Como precaución, las recetas de jarabes con ajo o cebolla sólo se deben usar en niños mayores de año y medio, mientras que, las inhalaciones se pueden preparar para niños muy pequeños en forma de friegas o duchas.

Remedio 1: Sopa de Pollo (a partir de los 6 meses)

Diferentes estudios científicos han mostrado que la sopa de pollo es eficiente a la hora de aliviar síntomas como fatiga, dolores moderados, congestión y fiebre gracias a su contenido en zinc y hierro.

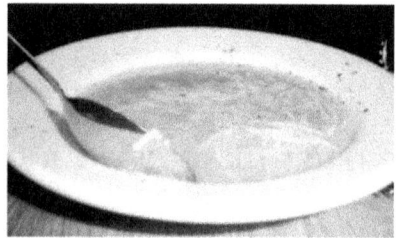

Además, la sopa de pollo tiene propiedades anti-inflamatorias que pueden disminuir la hinchazón y el enrojecimiento de las membranas mucosas.

Receta de sopa de pollo:

- 1 kg de carne de pollo sin vísceras cortada a trozos
- 1 cebolla
- 1 zanahoria grande
- 1 puerro
- Fideos para sopa
- 2-4 hojas hierbabuena
- 1 apio
- Un puñado de garbanzos (opcional)
- Sal

Elaboración:

- Limpie bien el pollo con abundante agua.
- Coloque el pollo en una olla grande con 1,5 litros de agua. El pollo debe estar cubierto con el agua.
- Corte la zanahoria en varios trozos y la cebolla en juliana.

- Añada la zanahoria, cebolla, sal y un buen trozo de apio y de puerro a la olla. Cocine la sopa de pollo a fuego lento unas dos horas. Si utiliza una olla exprés, normalmente necesitará cocinar la sopa durante unos cuatro o cinco minutos al máximo vapor.

- Saque la carne de pollo y la zanahoria y córtelas a trozos.

- Saque la cebolla, el apio y el puerro y tritúrelos con la ayuda de una batidora.

- Vuelva a verter el pollo y la zanahoria (esta vez en trozos) y la mezcla obtenida tras triturar el apio, el puerro y la cebolla en el agua utilizada para cocinarlos.

- Añada los fideos, los garbanzos y la hierbabuena.

- Cocine a fuego medio hasta que los garbanzos y los fideos estén hechos.

- Sirva.

Remedio 2: Miel (a partir de 12 meses)

La miel es un expectorante natural, ayuda a eliminar flemas y es útil para controlar y combatir las infecciones de garganta gracias a sus propiedades antisépticas.

Estas afirmaciones han sido recientemente confirmadas por un estudio llevado a cabo en la Escuela de Medicina de la Universidad Estatal Pensilvania. La investigación estadounidense ha demostrado que dar una cucharadita de miel a niños entre 2 a 5 años antes de irse a la cama reduce la tos significativamente. Pero cuidado, la miel no se puede dar a niños menores de 1 año, ya que, podría derivar en casos de botulismo infantil, una rara enfermedad que afecta a niños pequeños.

Un remedio consiste en añadir un poco de miel en un vaso de agua hirviendo. Espere unos 10 ó 15 minutos hasta que la bebida se enfríe un poco y viértala en un biberón o contenedor similar. Puede exprimir un poco de limón en la mezcla para añadir algo de vitamina C.

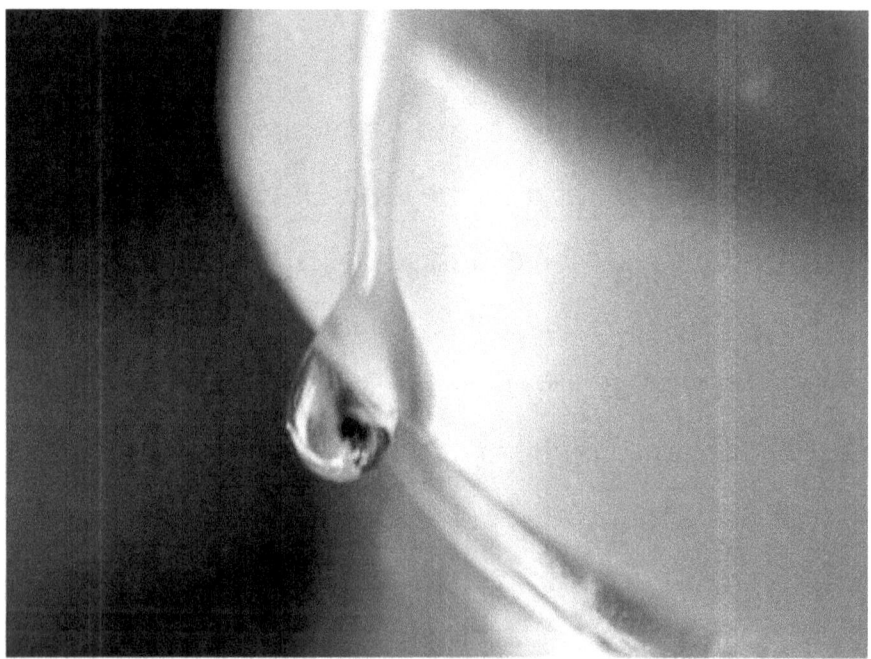

Para que la miel actúe directamente en la garganta, lo mejor es hacer gárgaras con una infusión tibia de hojas de frambuesa hecha con media taza de agua y dos cucharadas de miel. Sin embargo, este remedio no es aconsejable cuando se trata de niños muy pequeños porque, aunque esta mezcla se puede tragar, los pequeños se podrían atragantar.

Remedio 3: Baños de Vapor (todas las edades)

Si su niño tiene tos, una buena idea es dejar que la ducha corra con agua caliente para que el vapor abra las vías respiratorias. Este remedio funciona exactamente igual que un baño turco.

Tan sólo ha de cerrar la puerta del baño y rellenar los espacios bajo la puerta con una toalla. A continuación, siéntese con su hijo en la habitación cuatro veces al día en sesiones de unos 15 minutos.

Cuando el niño es mayor de dos años, puede añadir unas cuantas gotas de mentol para ayudar a descongestionar o de lavanda para relajar el cuerpo y ayudarle a dormir.

Remedio 4: El Poder del Sueño (todas las edades)

Un viejo proverbio afirma que "el sueño es la mejor medicina". Un niño con un resfriado, al igual que un adulto, necesita mucho descanso para que su cuerpo esté lo suficientemente fuerte y pueda combatir la infección.

Este es el momento perfecto para que su hijo vea ese programa de televisión o video favorito, para leerle su cuento preferido o para darle puzles o libros que colorear recostado en el sofá o en la cama. También puede probar a pasarle el teléfono para que hable con los abuelos o con un amiguito.

Procure que su hijo no pase todo el tiempo en la cama y varíe un poco el escenario consiguiendo que se sienta cómodo en el sofá o en el patio, en caso de que el clima lo permita.

Remedio 5: Gotas Salinas-Suero Fisiológico (todas las edades)

Cuando un bebé tiene congestión nasal, no sólo tendrá problemas para respirar sino que, además, no podrá comer al tener que respirar por la boca.

Las gotas salinas son ideales en niños pequeños que no saben sonarse solos, pudiéndose suministrar unas cuantas gotas con una pera de goma. Aplique 1 gota en cada fosa nasal a menores de 12 meses y 2 ó 3 gotas en cada fosa a mayores de 1 año, unas tres o cuatro veces al día. A continuación, suene la nariz del niño y succione la mucosidad.

Se pueden preparar gotas salinas en casa disolviendo 1/2 cucharadita de sal en 8 onzas (250 ml) de agua templada. Prepare la mezcla cada día y colóquela en una jarra cubierta para evitar que se desarrollen bacterias.

Para aplicar la solución salina, deberá seguir los siguientes pasos:

1. Incline la cabeza de su hijo hacia atrás o elévela con la ayuda de una almohada o toalla. Aplique la solución salina con un cuentagotas o una pera de goma y consiga que el niño permanezca en esa posición durante unos 30 segundos.
2. Tapone suavemente la otra fosa nasal con su dedo para que la solución sea absorbida mejor.
3. Remueva la pera o cuentagotas cuidadosamente y retire la mucosidad.
4. Limpie la pera o cuentagotas y repita la operación con la otra fosa nasal.
5. Repita el procedimiento si fuera necesario.

Si la nariz del niño está enrojecida, no use la pera de goma. Tan sólo introduzca unas pocas gotas de solución salina con un cuentagotas y limpie las fosas nasales con un algodón, teniendo cuidado de no introducir el algodón en las fosas.

Otra buena manera de limpiar la nariz de un niño o un bebé es con la ayuda de suero fisiológico, el cual puede adquirir en cualquier farmacia y en diferentes tamaños. El suero puede comprarse en ampollitas individuales y a la hora de aplicarlo no se debe introducir la ampolla en las fosas nasales del niño. Un buen truco es calentar el suero un poco antes de aplicarlo para que adquiera la temperatura del cuerpo del bebé y le moleste menos.

No utilice aerosoles nasales porque, aparte de no ser efectivos, pueden causar un efecto contrario aplicando demasiada presión y desviando la mucosidad hacia los conductos de los oídos.

Últimamente están de moda los aspiradores nasales con cabezales intercambiables que se adaptan a la nariz del bebé y se compran en farmacias. Los aspiradores se deben utilizar con cuidado, soplando suavemente para no ejercer demasiada presión o la mucosidad se extenderá hacia la garganta y oídos.

Remedio 6: Líquidos Calientes (todas las edades)

Los líquidos calientes aportan los mismos beneficios a un cuerpo constipado que una buena sopa de pollo, suavizando los síntomas del resfriado.

Si el niño es muy pequeño, corte una manzana en dos y hierva una de las mitades en agua para luego retirar la manzana tras exprimirla un poco. Cuele la mezcla resultante para asegurarse de que no hay trozos de manzana, viértala en un biberón o contenedor similar y déjela enfriar un poco. Asimismo, a los bebés se les puede dar un poco de manzanilla suave y calentita.

Si el niño es mayor de 8 años puede probar a darle un roiboo. Los roiboos son raíces originarias de Sur África que se toman como un té pero tienen la ventaja de no contener ningún componente estimulante.

Además, los roiboos refuerzan el sistema inmune, protegiendo el organismo frente a futuros procesos gripales o resfriados.

Los roiboos son totalmente naturales y se pueden comprar en cualquier herbolario o tiendas de té y vienen en infinidad de sabores desde chocolate hasta fresa pasando por naranja o vainilla.

Remedio 7: Canela (a partir de los 2 años)

Siempre se ha dicho que la canela puede causar efectos afrodisíacos pero de hecho tiene efectos estimulantes, justo lo que el cuerpo necesita cuando está falto de defensas.

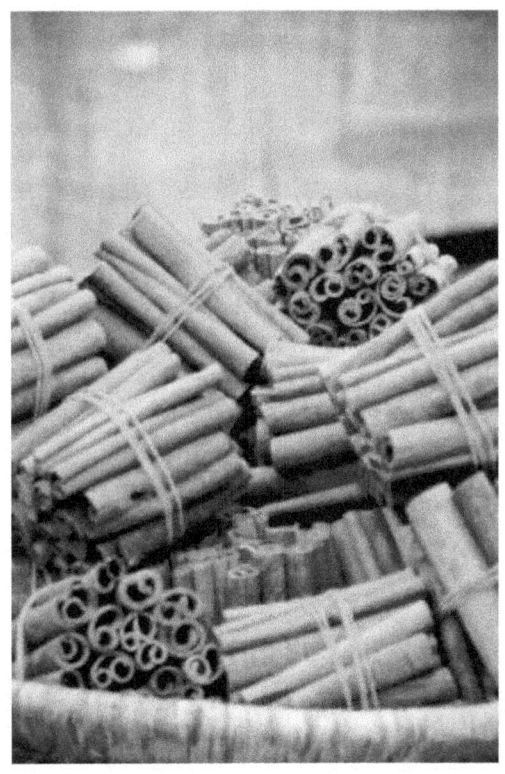

Un buen remedio que funciona de maravilla es mezclar un poco de miel con canela y hacer una pasta un poco más espesa que un sirope. Se le puede dar al niño un poco de la mezcla en una cucharadita pequeña cada tres o cuatro horas o, aún mejor, verter un poco del sirope de miel y canela sobre trocitos de frutas con algo de contenido en vitamina C, como la naranja.

Para preparar la mezcla, tan sólo necesita 1 cucharadita de miel y 1/4 cucharadita de canela.

Remedio 8: Friegas de Eucalipto (a partir de 3 meses)

Las friegas de vapor de eucalipto pueden ayudar al niño a dormir mejor durante la noche. Aunque diferentes estudios han demostrado que las friegas no tienen efecto alguno en la congestión nasal, ayudan a sentir una sensación refrescante que causa alivio.

Las friegas se aplican en el pecho, cuello y espaldas evitando zonas sensibles o heridas, así como, cualquier contacto con la boca, nariz y ojos del niño.

Se pueden encontrar friegas adaptadas a diferentes edades (desde los 3 meses) en farmacias y herbolarios, existiendo una versión para bebés a base de aceites esenciales y eucalipto.

Una alternativa es utilizar bálsamos de vapor hechos a base de aloe, hierbas y aceites esenciales.

Otra versión casera es añadir una o dos gotas de aceite esencial de eucalipto a una o dos cucharaditas de aceite de oliva, mezclar bien y aplicar en el pecho y/o bajo la nariz.

Remedio 9: Inhalaciones de Vapor (a partir de los 2 años)

Uno de los remedios naturales más antiguos y efectivos es la inhalación de vapor de agua. Para ello, se ha de hervir agua en un cazo y colocar en un cuenco para luego pedir al niño que se acerque al recipiente con los ojos cerrados mientras se le cubre la cabeza con una toalla. El vapor desprendido por el agua hirviendo ayudará al paciente a respirar mejor.

Para mejorar el efecto, se puede inhalar el vapor de infusiones de eucalipto, tomillo o enebro pero tenga cuidado y no acerque al niño demasiado al recipiente o cubra su cabeza completamente para evitar quemaduras.

Cada sesión debe durar unos 10 minutos y se recomienda dos sesiones al día, una por la mañana y otra por la noche.

Si al niño le molesta el vapor (o es menor de 2 años) y no es capaz de colocar la cabeza bajo una toalla, una versión más suave es cocinar mejorana (añadiendo una o dos gotas a un litro de agua hirviendo) y sentar al niño en la cocina para que respire el vapor.

También se pueden comprar inhaladores herbales en farmacias y herbolarios los cuales son seguros para los niños y pueden llevarse en el bolsillo. Los inhaladores vienen en diferentes olores como romero, lavanda, menta o eucalipto.

Remedio 10: Beber Mucho Líquido (a partir de 3 meses)

Beber mucho líquido ayuda a evitar la deshidratación y la acumulación de mucosidad seca en las fosas nasales.

Se recomienda beber entre 8 y 10 vasos de agua diariamente y evitar bebidas estimulantes. Puede facilitarle al niño líquidos que le gusten, preferiblemente sin gas, como sus zumos favoritos o batidos de frutas frescas. Aunque lo mejor es que beba mucha agua sin gas y a temperatura ambiente.

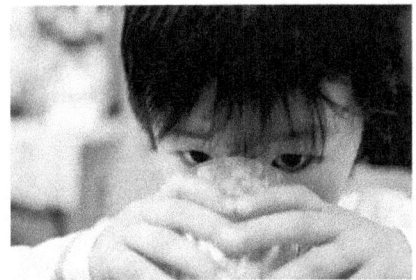

Para bebés muy jóvenes lo mejor es la leche materna, a no ser que su médico le sugiera otro líquido como la manzanilla o el agua de manzana porque, en ocasiones, la leche puede causar mucosidad.

Remedio 11: Elevar la Cabeza (a partir de 3 meses)

Elevar la cabeza del niño mientras duerme puede ayudarle a respirar mejor. Para ello, puede meter toallas o almohadas bajo el colchón a la altura de la cabeza del niño. También puede añadir una almohada extra bajo la cabeza de su pequeño aunque es mejor colocarla bajo el colchón porque no se rodará y el niño se sentirá más cómodo.

Si el niño duerme en una cuna, no intente elevarle la cabeza subiendo las patas de uno de los lados de la cuna o tan sólo conseguirá desestabilizarla.

Si el niño es muy pequeño, no coloque una almohada o toalla extra. En vez de ello, deje que el bebé duerma en su capacito o cochecito el cual se puede reciclar, elevando así la cabeza y consiguiendo que el niño no esté incómodo.

Remedio 12: Gárgaras de Sal (a partir de los 4 años)

Las gárgaras con agua salada son un pequeño milagro que funciona la mar de bien a la hora de suavizar la garganta y ayudar a limpiar la mucosidad en la zona.

Todo lo que necesita es un poco de agua salada y templada. Simplemente, tendrá que añadir media cucharadita pequeña de sal en un vaso de agua templada y revolver bien. Si el niño puede soportar el sabor, añada un poco de zumo de limón fresco para conseguir un mayor efecto reconfortante.

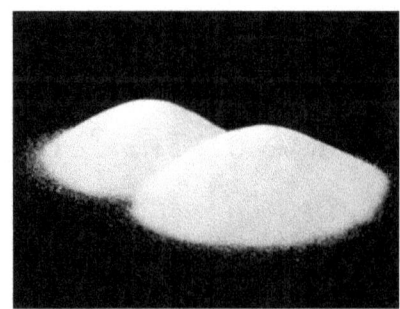

Cuando un niño nunca ha hecho gárgaras, lo mejor es comenzar practicando sólo con agua. Lo ideal sería que su hijo hiciera gárgaras 3 ó 4 veces al día sin tragárselas mientras esté enfermo pero recuerde que no se aconseja que las gárgaras sean llevadas a cabo por niños menores de 4 años.

Remedio 13: Infusiones (a partir de los 3 años)

Infusión 1: Hacer una infusión con una cucharadita de hojas de laurel, una de canela y una de salvia las cuales se han de verter en una taza de agua hirviendo.

Infusión 2: Hervir en un poco de agua, una cucharada de rábano picante y añadir bastante miel para suavizar su sabor. Esta infusión funciona bastante bien para la congestión de pecho.

Infusión 3: Elaborar una infusión de 60 g de violetas por litro de agua. Después de dejarla en reposo 10 minutos, agregar 4 cucharadas de azúcar y revolver hasta que se disuelva bien. Colar la infusión una vez fría y tomar dos o tres vasos al día.

Infusión 4: Triturar un trozo de piel de pomelo y verter, junto con una pizca de menta y 2 hojas frescas de salvia, en una taza de agua hirviendo. Dejar reposar 10 minutos, colar, endulzar con miel y tomar 2 tazas al día.

Infusión 5: Añadir en una taza de agua hirviendo una cucharadita de raíz de menta y malvavisco. Tapar y dejar reposar 15 minutos antes de colar. Tomar una taza dos veces al día.

Infusión 6: Hervir un litro de agua hasta el punto de ebullición, añadir 10 gramos de hojas y tallos de albahaca. Retirar del fuego, tapar, dejar refrescar y colar. Tomar una taza diaria con un poco de miel.

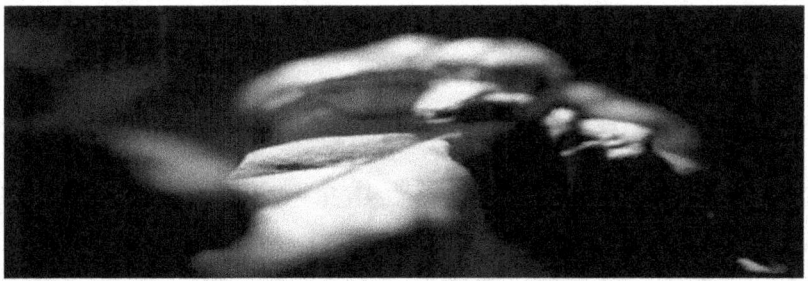

Infusión 7: Hervir durante 10 minutos medio litro de agua que contenga 7 hojas de col o 3 tallos de puerros. Dejar enfriar y tomar a lo largo del día. Este remedio combate los catarros más resistentes.

Infusión 8: Verter 1 cucharadita de tomillo en 1 taza de agua hirviendo. Tapar, colar y dejar refrescar para a continuación tomar hasta 3 veces diarias. Este remedio resulta ideal para combatir el resfriado, calmar la tos y mejorar la garganta.

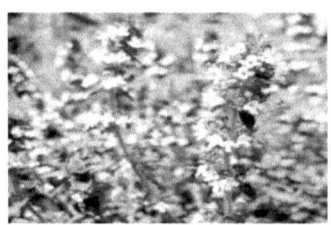

Infusión 9: Añadir una cucharada de romero a la cantidad de agua equivalente a una taza y dejar hervir durante 5 minutos. Retirar del fuego y dejar enfriar antes de tomar hasta tres veces al día.

Infusión 10: Hervir durante 10 minutos 2 tazas de agua con un diente de ajo, una varita de canela y 1 cucharada de raíz de jengibre en trocitos. Dejar reposar durante 15 minutos y luego añadir unas gotas de propóleo al gusto y endulzar con 1 cucharada de miel.

Infusión 11: Hervir 100 ml de agua con 5 gramos de hojas de poleo de menta previamente lavadas. Dejar enfriar y beber 3 tazas de esta infusión al día, después de las comidas.

Infusión 12: Verter 2 cucharadas pequeñas de tomillo en un poco de agua hirviendo. Retirar del fuego, tapar y dejar reposar durante 10 minutos. Colar y endulzar con un poco de miel y/o un poco de canela. Beber tres o cuatro veces al día para ayudar a desprender las flemas.

Remedio 14: Leche (todas las edades)

La leche es un buen remedio natural contra el dolor de garganta, aunque en algunos casos puede causar mucosidad.

Si el niño es un bebé, la leche materna es la mejor opción para reforzar sus defensas.

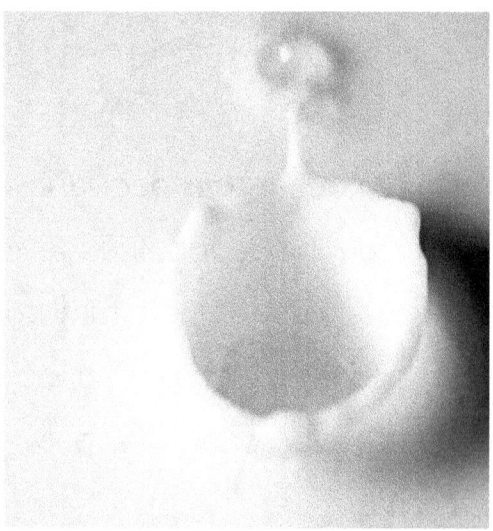

En niños más mayorcitos (a partir del año) un remedio contra el resfriado consiste en añadir a la leche una cucharada de mantequilla y otra de miel. Remover y añadir un diente de ajo exprimido (opcional) para, a continuación, colar y beber caliente.

También se puede calentar una taza de leche sin llegar a hervir y añadir una cucharadita de mantequilla y otra de pimienta negra molida.

Otra versión de este remedio consiste en sustituir la mantequilla y la pimienta por 1/2 cucharadita de jengibre molido más miel a gusto.

Remedio 15: Mostaza (a partir de los 12 meses)

La mostaza tiene efecto expectorante, pudiéndose preparar en forma de friega para aliviar la congestión del pecho. Para ello, forme una pasta con partes iguales de mostaza seca y harina mezcladas con agua tibia.

Para que la mezcla sea más fácil de remover tras dejarla actuar durante unos diez o quince minutos, lo mejor es extender un poco de aceite de oliva en el pecho antes de aplicar la friega.

Asimismo, puede preparar una infusión a base de mostaza cocinando durante 20 minutos a fuego lento 1 cucharada de rábano picado y otra de semillas de mostaza en una taza de agua hirviendo. A continuación, cuele y añada suficiente miel para formar un jarabe que se tomará 2 veces al día.

Remedio 16: Ajo (a partir de los dos-tres años)

El ajo es uno de los mejores antibacterianos naturales pudiendo aliviar fácilmente la congestión nasal causada por un resfriado. El ajo es muy efectivo contra los dolores e irritaciones de garganta, además de ayudar a combatir la fiebre.

Se puede tomar el ajo de distintas manera, aunque lo mejor es comerlo crudo. Sin embargo, esta opción no es muy realista teniendo en cuenta que hablamos de niños. Lo mejor para ir familiarizándoles con su fuerte sabor es añadir un poco de ajo a ensaladas y verduras o verter un par de dientes de ajo en el frasco de aceite utilizado para condimentar las ensaladas.

También se puede mantener un diente de ajo ligeramente mordido, o picado con un tenedor, entre los dientes y el interior de la mejilla. Después de un rato se extrae el diente de ajo de la boca sin morderlo.

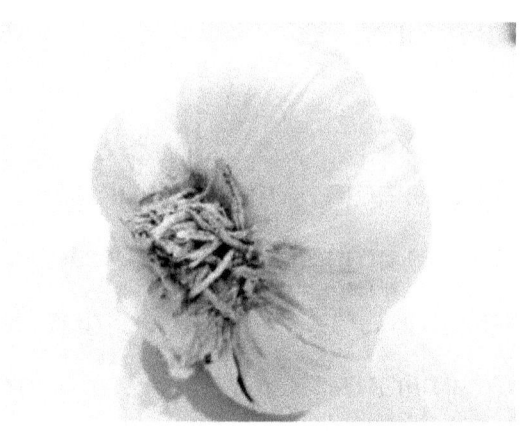

Con los niños probablemente la mejor opción es que se traguen un diente de ajo con un poco de agua como si de una píldora se tratara, cortándolo en trocitos si necesario.

Remedio 17: Baños de Sal (a partir de 4 años)

Un baño de sal consiste en introducir agua ligeramente salada en las fosas nasales para hidratar la zona y remover la mucosidad.

Tan sólo ha de llenar un cuenco grande o palangana con agua tibia esterilizada, la cual puede encontrar en farmacias y supermercados (puede sustituir el agua esterilizada por agua del grifo que deberá hervir durante unos 5 minutos).

A continuación, añada 1/2 cucharada pequeña de sal y pida a su hijo que introduzca su cabeza en el agua con los ojos cerrados y sin soplar hacia fuera. La idea es que parte del agua entre en las fosas nasales y las limpie.

Otra alternativa es utilizar un rinocornio o neti pot. Este utensilio es una especie de regadora o tetera muy pequeña hecha de cerámica o metal y la cual se puede adquirir en droguerías, herbolarios o a través de internet.

Pida a su hijo que coloque la cabeza inclinada hacia un lado e introduzca la punta del neti pot en una de las fosas nasales para, a continuación, verter algo de agua en la fosa mientras su hijo respira por la boca.

Para realizar esta operación adecuadamente se necesita algo de experiencia con este utensilio. Por tanto, lo más recomendable es que practique con usted mismo antes de enseñar a su hijo a hacerlo. Su hijo deberá ser lo suficientemente mayorcito y estar motivado para llevar a cabo esta práctica la cual es indolora pero puede resultar un tanto incómoda al principio.

Obviamente, este remedio no funciona con bebés o niños muy pequeños o cuando el niño no se siente a gusto con ello.

Remedio 18: Cebolla (a partir de los 12 meses)

Junto con el ajo, la cebolla es quizás el mejor producto natural contra los constipados siendo la estrella de cualquier dieta anti-resfriados.

Lo mejor es tomarla cruda pero esto normalmente no funciona con los niños que rechazan su sabor. Una solución es elaborar un jarabe de cebolla. Para ello, se necesita una cebolla grande, azúcar y un poco de miel (opcional).

Se trocea la cebolla en cubitos y se coloca en un tazón, espolvoreándola con varias cucharaditas de azúcar. A continuación, se deja reposar unas horas para que el azúcar extraiga el jugo de la cebolla. El líquido resultante se cuela y se bebe tras las comidas para conseguir un efecto expectorante y desinfectante.

También se puede hacer una deliciosa sopa de cebolla para descongestionar las vías respiratorias la cual tiene el mismo efecto que la sopa de pollo, pudiéndose añadir un poco de pollo para que al niño le resulte más fácil tomarla.

Otro remedio tradicional es colocar una o varias cebollas troceadas en la mesita de noche junto a la cabecera de la cama del niño para favorecer la expectoración, aliviar la obstrucción de los bronquios y calmar la tos.

Por último, se puede hacer inhalaciones troceando e hirviendo una cebolla grande en medio litro de agua. El recipiente se deja un rato en la habitación del niño para que el vapor ayude a descongestionar las vías respiratorias.

Remedio 19: Manzanilla (todas las edades)

La manzanilla es una de las hierbas naturales más beneficiosas para la salud, pudiéndose utilizar para innumerables males.

Lo mejor es añadir dos bolsas de manzanilla en un litro de agua hirviendo e inhalar el vapor durante 5 (niños muy pequeños) o 10 minutos (niños un poco más creciditos).

Se puede utilizar un poco de ese líquido para absorber con un cuentagotas e introducir un par de gotas en las fosas nasales del niño.

También se puede empapar un algodón en un poco de manzanilla y limpiar la naricita del niño en su exterior consiguiendo un efecto de alivio en las zonas enrojecidas alrededor de la nariz.

Muchos pediatras aconsejan dar un biberón con manzanilla suave a los bebés cuando se encuentran mal pero lo mejor es consultar siempre con su médico.

Remedio 20: Vitamina C (a partir de los 12 meses)

La vitamina C es la vitamina por excelencia, capaz de reforzar el sistema inmunológico ayudando al cuerpo a luchar contra los síntomas del resfriado e incluso de la gripe.

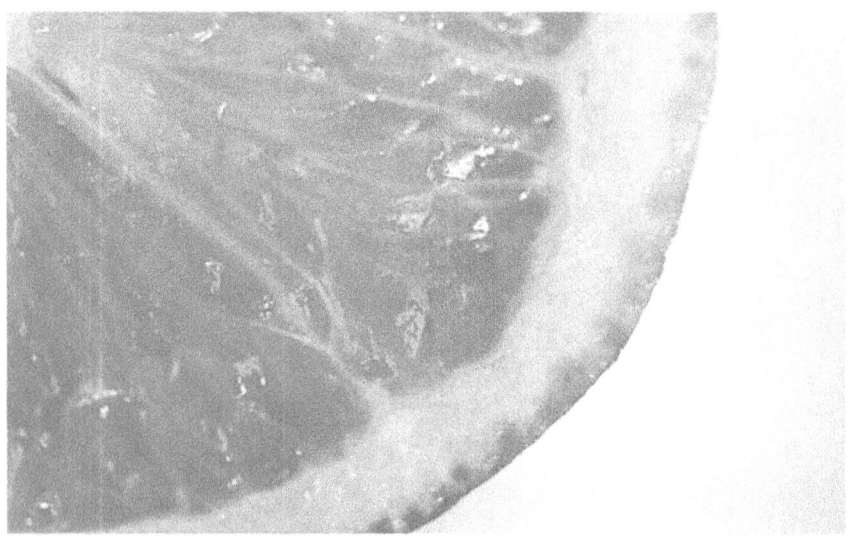

Existen capsulas de vitamina C masticables para niños que se pueden adquirir en cualquier farmacia y herbolario.

En cuanto a los productos naturales, los que contienen una mayor dosis de vitamina C son las frutas, especialmente las cítricas.

Puede preparar un jugo con dos naranjas, un limón, una guayaba, una cucharada de miel y una taza de agua, extrayendo el zumo de las naranjas y el limón por separado para luego mezclarlos con el resto de los ingredientes.

Otro zumo rico en vitamina C y de gran poder anti-bacteriano se obtiene con los siguientes ingredientes: 20 ml de jugo de ajo, una taza de zumo de naranja y una rebanada de piña picada y sin cáscara. Exprima todos los ingredientes en una licuadora durante 3 minutos y sirva de inmediato.

El zumo de zanahoria, al cual se le puede añadir un poco de manzana para endulzar, es también una fuente natural de vitamina C. Otra variedad es el zumo de zanahoria, manzana y naranja el cual aporta una gran dosis de esta vitamina.

Remedio 21: Masajes (a partir de los 12 meses-consultar con su médico en niños más pequeños)

Los masajes no contribuyen a erradicar el virus del resfriado pero relajan al paciente y le harán sentir más cómodo, aliviando algunos dolores.

Se deben realizar masajes diarios en la planta de los pies con 15 gotas de aceite esencial del árbol del té, el cual es capaz de aliviar los clásicos dolores relacionados con un estado catarral o gripal.

Remedio 22: Zumos y Batidos (a partir de 12 meses)

Los zumos y batidos son esenciales en cualquier proceso catarral o gripal porque, aparte de mantener el cuerpo hidratado, aportan las vitaminas necesarias para reforzar el organismo contra infecciones.

A continuación se ofrecen varias recetas con gran contenido en vitaminas. Para conseguir un batido, tan sólo ha de añadir un poco de leche al zumo y mezclar bien con la ayuda de una batidora.

Zumo de Tomates: Se licuan o baten 3 tomates picados, 1 manojo de perejil, 1 tallo de apio, 1 pepino picado, 1 diente de ajo machacado y 2 rodajas de cebolla, junto un poco de agua. Tomar un vaso de este jugo dos veces por semana en ayunas.

Zumo de Zanahorias: Se lavan y se baten 2 zanahorias, 1 /2 manojo de rábanos, 1/2 manojo de espinacas, 2 ramitas de apio, el jugo de 2 limones y un poco de agua. El zumo se bebe en ayunas durante una semana.

Zumo de Fresas: Se vierte una taza de fresas en una licuadora o batidora junto con 1/2 taza de manzana, 1 cucharada de miel de abeja, 1 taza de papaya picada y pelada, 1 taza de plátano rebanado y un poco de agua. Se bate todo hasta lograr que los ingredientes se integren y se toma un vaso todas las mañanas durante una semana.

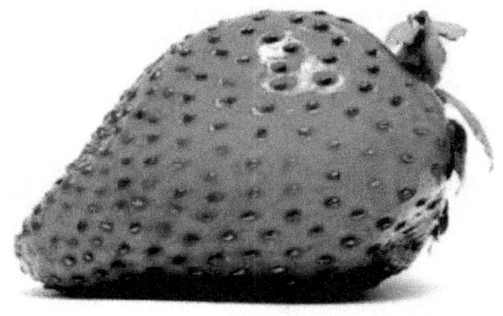

Zumo de Manzanas: Se lavan y pelan dos manzanas, partiéndolas en trocitos y vertiéndolas en un cazo con agua que las cubra. Las manzanas se cuecen a fuego lento durante 1 hora y luego se cuelan. El líquido resultante se deja enfriar hasta que esté tibio.

Remedio 23: Limón (a partir de 12 meses)

El limón, al igual que la naranja, es una gran fuente natural de vitamina C y un poderoso aliado contra catarros, gripe y bronquitis al tener propiedades antivirales y antiinflamatorias. Su esencia es bactericida y antiséptica y los flavonoides presentes en su pulpa y en su corteza protegen las mucosas y refuerzan la acción de la vitamina C que contiene.

El limón es fácil de suministrar a los niños en forma de limonada, la cual ayuda a eliminar toxinas.

Un buen remedio es exprimir el zumo de tres limones junto con un poco de agua hervida y seis o siete cucharaditas de miel. Si a su hijo no le importa el sabor del ajo, se puede añadir un diente que aporte un gran efecto expectorante y anti-bacteriano.

Se deja reposar la mezcla resultante durante 24 horas y se pasa por un colador. Durante el resfriado, se suministra al niño una cucharada 3 veces al día. El resto del año, se puede tomar una cucharada diaria para prevenir futuros catarros o procesos gripales.

Además, se puede preparar una infusión caliente vertiendo el zumo y cáscara de un limón en un vaso largo de agua y añadiendo un poco de miel para endulzarlo. Se hierve 10 minutos y se deja enfriar un poco antes de tomar tres veces al día. Las infusiones calientes son ideales en casos de faringitis, amigdalitis o dolor de garganta.

Remedio 24: Puerro (a partir de 12 meses)

El puerro comparte muchas propiedades beneficiosas con el ajo y la cebolla con la ventaja de tener un sabor más dulce y delicado. Es rico en selenio (un estimulante del sistema inmunitario) y contiene una gran dosis de vitamina C y E, ambas con propiedades antioxidantes y protectoras.

El puerro contribuye a calmar los síntomas de la laringitis y la faringitis, así como, afonías y bronquitis.

Como el sabor del puerro no es de los favoritos de un niño, se les puede dar en forma de purés mezclado con zanahorias y/o patatas.

Remedio 25: Jengibre (a partir de 12 meses)

El jengibre, al igual que la cebolla, es un antigripal por naturaleza. De hecho, recientemente un estudio elaborado por la prestigiosa asociación médica "Archives of Family Medicine" de Estados Unidos ha concluido que el jengibre tiene propiedades analgésicas, antipiréticas y antibacterianas.

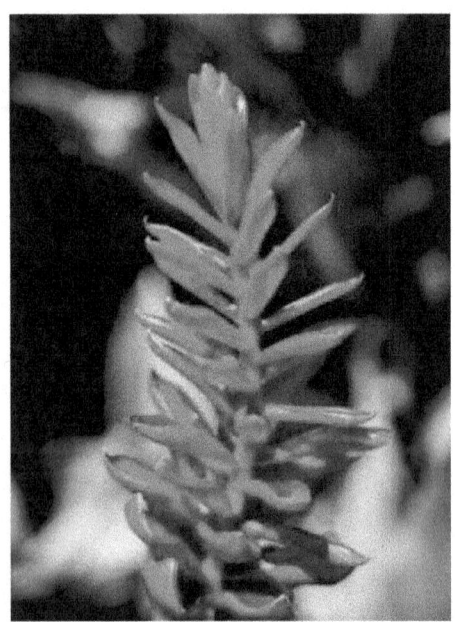

Para calmar el malestar causado por el resfriado, se prepara una infusión picando una cucharada de jengibre fresco y añadiéndolo a una taza de agua hirviendo. Se puede añadir un poco de miel para endulzar y el zumo de medio limón natural para aportar vitamina C.

Otra opción es preparar un té de jengibre hirviendo un trocito de esta raíz en un poco de agua. El líquido resultante se cuela y se le añade un poco de miel o azúcar para endulzarlo porque, de otra manera, el niño rechazará su fuerte sabor. Este jarabe ayuda a descongestionar las fosas nasales y a calmar la tos.

Remedio 26: Sauco (a partir de los 2 años)

El sauco tiene los mismos efectos que una aspirina, siendo capaz de aliviar el dolor y combatir la fiebre. Además, el sauco contiene sambucol, un ingrediente natural que lucha contra la infección causada por el virus de la gripe.

El sauco alivia el cuerpo cansado pudiéndose preparar como infusión utilizando la corteza y las bayas. Tan sólo ha de verter una cucharadita de bayas y/o cortezas ralladas en agua hirviendo y dejarlas reposar entre 10 a 15 minutos para luego colar y tomar tres veces al día, preferiblemente después de cada comida.

Aunque el sauco es natural, al contener ácido acetilsalicílico siempre es recomendable consultar con el pediatra o médico de cabecera antes de suministrar a los niños.

Remedio 27: Ungüento de Alcanfor (a partir de los 2 años)

El alcanfor tiene efectos calmantes al tener propiedades analgésicas, mientras que, es capaz de aliviar la irritación de la piel gracias a sus propiedades antisépticas.

Se puede aplicar el alcanfor en forma de friegas, adquiriendo ungüento de alcanfor en cualquier herbolario o farmacia. Para conseguir mejores resultados, se puede mezclar el ungüento con unas gotitas de eucalipto o adquirir un preparado que incluya los dos productos. De esta manera, aparte de las propiedades analgésicas del alcanfor el niño también se beneficiará de las propiedades expectorantes del eucalipto.

El ungüento se deberá aplicar masajeándolo en el pecho, cuello y/o espalda del paciente y teniendo cuidado de evitar boca, nariz y ojos.

Si la nariz del niño está enrojecida e irritada de tanto limpiarla, se puede aplicar un poquito de este ungüento bajo la nariz pero teniendo mucho cuidado de que no entre en contacto con las fosas nasales. Esta alternativa sólo se puede utilizar en niños más mayorcitos y responsables que tendrán cuidado de que el ungüento no llegue a boca, nariz ni ojos.

Remedio 28: Equinacea (a partir de los 2 años)

La equinacea es una raíz con poderosas propiedades medicinales capaz de reforzar y estimular el sistema inmunológico para que luche contra infecciones y virus. Los efectos fortalecedores de la equinacea sobre el organismo han sido recientemente defendidos por un extenso estudio científico llevado a cabo en la Universidad de Connecticut, Estados Unidos.

La equinacea se puede conseguir en herbolarios y farmacias en forma de pastillas o como solución.

Quizás para los niños, lo mejor es adquirir una solución y añadir unas pocas gotas (siguiendo las instrucciones encontradas en el producto) a zumos o batidos.

Al ser totalmente natural, la equinacea no sólo no daña el organismo sino que lo fortalece y protege frente a futuras infecciones. Además, es capaz de disminuir los efectos de un resfriado e incluso de prevenirlo si se toma regularmente, aunque se desaconseja su uso continuado en niños.

Remedio 29: El Placer de la Comida (todas las edades)

Los niños, generalmente, tienen poco o ningún apetito cuando están enfermos porque las infecciones reducen la capacidad del cuerpo para digerir alimentos. Por tanto, no fuerce a su hijo a comer si no le apetece.

Durante el proceso del resfriado, se han de evitar a toda costa los azúcares y los alimentos con gran contenido en grasas como los fritos, hamburguesas, perritos, bollería, chocolates o mantequilla de cacahuetes porque el cuerpo tendría que destinar recursos a la digestión, en lugar de centrarse en superar la infección. Sustituya estos alimentos por otros como harina de avena, sopa de pollo, gelatina, frutas o compota de manzana, más fáciles de digerir y mucho más nutritivos.

Asimismo, se han de evitar alimentos excesivamente calientes o fríos, ya que pueden irritar la garganta y lesionar la mucosa lo que retardaría la curación del niño.

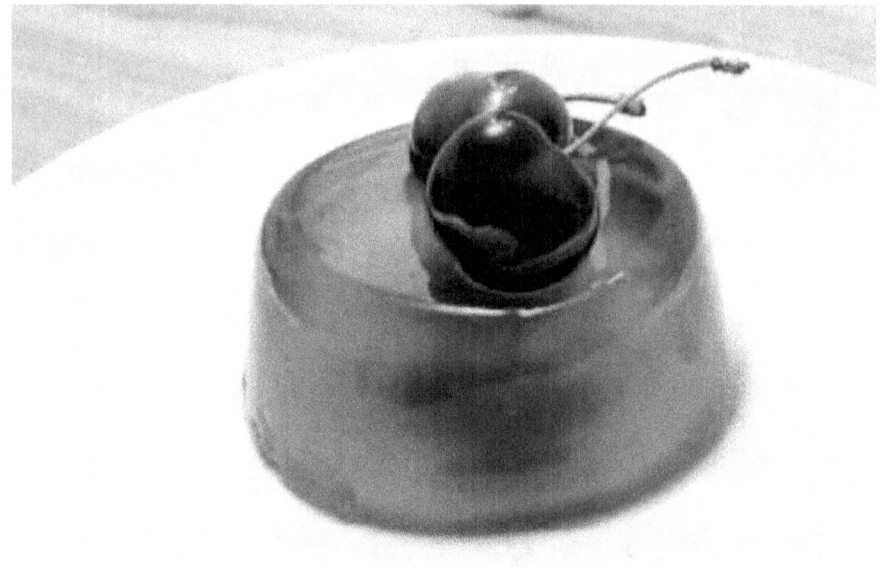

Remedio 30: Actividad Física (todas las edades)

Cuando el niño comience a sentirse mejor y tenga más fuerzas, es recomendable que vaya combinando los descansos con algo ejercicio o juegos.

Estas actividades se han de llevar a cabo, preferiblemente, en el interior de la casa para evitar cambios bruscos de temperatura o corrientes de aire.

El movimiento, aparte de distraerles un poco, les ayuda a expulsar fácilmente los mocos al causarles sed. El ejercicio también contribuye a reforzar sus defensas de manera natural y a que duerman mejor porque se cansan más.

Remedio 31: Propóleo (a partir de los 2 años)

El propóleo, al igual que la equinacea, es un producto natural extraído por las abejas de las yemas de los árboles, siendo capaz de reforzar y proteger las defensas del organismo.

Durante el resfriado unas gotitas de propóleo refuerzan el sistema inmunológico, acortando la duración del proceso catarral al actuar como un antibiótico natural.

Se pueden añadir unas gotitas de propóleo a los zumos y/o batidos de los niños para conseguir disimular su sabor el cual puede resultar un tanto amargo.

Remedio 32: Palmadas en la Espalda (todas las edades)

Un remedio utilizado muy a menudo con los niños que padecen congestión es colocar al niño en el regazo y palmear su espalda un poco.

Para ello, se ha de inclinar al niño hacia adelante en un ángulo de 30 grados y, a continuación, se ahueca la mano y suavemente se palmea la espalda del pequeño.

Este remedio se aconseja sobretodo en bebés a los que no se les puede aplicar la mayoría de los remedios naturales explicados en esta guía.

Remedio 33: Baños Relajantes (todas las edades)

A lo largo de la historia y en todos los rincones del mundo, uno de los remedios naturales más utilizados contra los resfriados y el malestar general es un buen baño relajante.

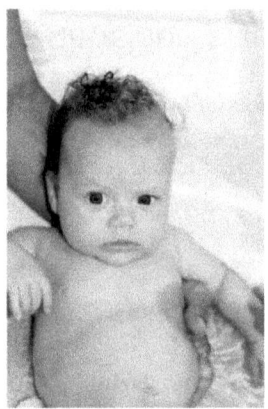

Simplemente, ha de dejar la ducha correr con agua muy caliente durante unos minutos para conseguir crear vapor en el cuarto de baño.

A continuación, ajuste la temperatura del agua para evitar quemaduras y coloque el tapón de la bañera. Sumerja a su hijo en un baño caliente mientras respira el vapor concentrado en la habitación el cual le ayudará a descongestionar las vías respiratorias.

Si el niño tiene más de un año, puede añadir al baño unas gotas de aceite esencial de lavanda para potenciar el efecto relajante o unas gotas de eucalipto para conseguir un efecto expectorante.

Remedio 34: Ungüento de Mentol (a partir de los 2 años)

El mentol se utiliza poniendo un poco bajo la nariz del niño para ayudarle a respirar mejor y a calmar la irritación de la piel en la zona.

Se puede elaborar un ungüento casero calentando a fuego bajo una taza de aceite de oliva o aceite de coco (o una mezcla de ambas aceites) y 1/4 taza de cera de abeja hasta que la mezcla se derrita. A continuación, se vierte la mezcla resultante en un recipiente y se añade entre 10 a 20 gotas de aceite esencial de eucalipto mientras aún esté caliente. Si se desea espesar la mezcla, simplemente se añade un poco más de cera de abeja y se pone a fuego bajo un rato más.

Una vez que la mezcla esté fría y espesa, el ungüento estará listo para ser utilizado aplicándolo en forma de friegas en el pecho, espalda y/o cuello.

Asimismo, se puede añadir unas pocas gotas de aceite esencial de lavanda para conseguir un efecto relajante.

Remedio 35: Cataplasmas Frías (todas las edades)

Cuando el niño tose mucho, puede aliviarle rápidamente colocándole en el pecho unas compresas frías hechas con apósitos o cataplasmas.

Las cataplasmas que consiguen los mejores resultados son las elaboradas a base de requesón o patata. Para ello, se coloca una gasa sobre el pecho del niño y encima se vierten patatas cocidas y aplastadas o el requesón con un grosor de un centímetro. También se puede envolver las patatas o el requesón en una toalla fina y colocarla sobre el pecho y /o espalda del niño.

La cataplasma actúa como un desinfectante en el sistema respiratorio y tiene un efecto refrescante agradable y de alivio inmediato. Eso sí, procure que las patatas no estén muy calientes de lo contrario hay riesgo de quemaduras.

Remedio 36: Contra la Tos Seca (a partir de los 12 meses)

La tos seca es uno de los síntomas presentes en cualquier proceso catarral o gripal que, además, puede resultar muy irritante e incómodo.

Para paliar los síntomas se puede recurrir a un zumo de limón y aceite de oliva. Las vitaminas del limón y los múltiples beneficios del aceite de oliva harán que no sólo se calme la tos sino que se refuerce el sistema inmune.

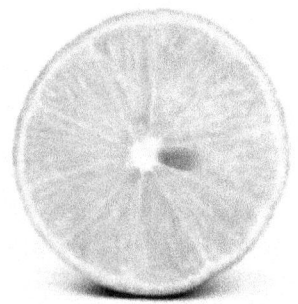

Tan sólo ha de mezclar 200 ml de aceite de oliva con el zumo de un limón recién exprimido. Agitar y darle al niño una cucharadita 3 veces al día.

Para mejores resultados, le puede añadir un poquito de miel que consigue suavizar la garganta y calmar la tos casi de manera inmediata.

Remedio 37: Contra la Tos Húmeda (a partir de los 2 años)

La tos húmeda se puede combatir de diferentes maneras sin tener que recurrir a medicamentos.

Una buena solución es preparar un té a base de miel y cebollas. Para ello, tan sólo ha de picar 3 cebollas, añadir medio vaso de miel, remover y dejar reposar durante 3 horas. Transcurrido ese tiempo, hierva 50 ml de agua y añádala a la mezcla. Deje que se enfríe durante otras tres horas y cuele el jugo resultante. Dele al niño una cucharadita varias veces al día.

Otro remedio efectivo es el jarabe de hinojo que se consigue vertiendo una cucharada de semillas de hinojo en 1/3 l. de agua. A continuación, se añade 2 cucharadas de miel para endulzar y se deja cocinar durante 10 minutos. Después se cuela y se toma tres veces al día frío o tibio

Remedio 38: Contra la Fiebre (todas las edades)

La presencia de fiebre es un signo de que el organismo está luchando contra la infección. Siempre que la fiebre sea moderada (salvo en el caso de bebés) se debe dejar que siga su curso, revisando la temperatura del niño constantemente.

La fiebre produce mucha sudoración y los niños pierden mucho líquido. Sin una ingesta adecuada de líquidos, el cuerpo no puede luchar eficazmente contra los agentes patógenos. Por tanto, se ha de dar al niño muchas infusiones, agua, batidos y zumos hasta un total de dos litros de líquido al día.

Otra opción es preparar una buena sopa de pollo o de cebolla y servir caliente.

Además, se ha de controlar la temperatura y la humedad de la habitación del niño para asegurarse de que no esté muy caliente y seca. De lo contrario, las membranas mucosas perderán hidratación y se estará creando el ambiente perfecto para que el virus se reproduzca y extienda por el organismo.

Tenga cuidado de que el niño no esté demasiado tapado y pueda respirar sin problemas. Lo mejor para una fiebre es utilizar ropa ligera (preferiblemente ropa interior) para que el cuerpo libere el calor y mantener la temperatura de la habitación estable.

Si la fiebre sube, un remedio que realmente funciona es darle al niño una ducha o baño con agua lo más fría que pueda aguantar.

Otra alternativa es probar con compresas frías, aplicando toallas o paños húmedos y fríos sobre la frente, en la nuca y en el interior de las pantorrillas del niño. Las compresas frías producen un efecto calmante y mitigan el calor de la fiebre.

Remedio 39: Contra el Dolor de Oído (todas las edades)

Uno de los remedios más eficaces contra el dolor de oídos son las compresas de cebolla porque los componentes de la cebolla contrarrestan la hinchazón en el canal auditivo.

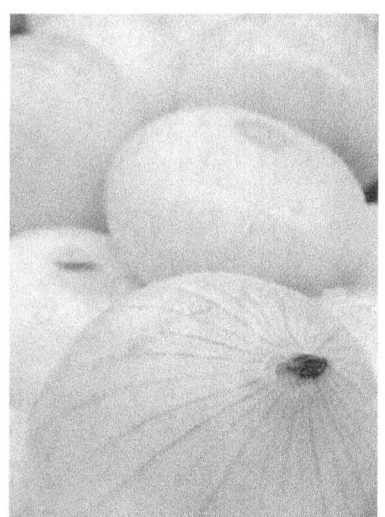

Simplemente, ponga una cebolla picada en una bolsita de algodón, y caliéntala con vapor de agua. Coloque la bolsa en el oído afectado y envuélvalo con un pañuelo.

Otro remedio tradicional consiste en doblar pañuelos de tela y calentarlos con la ayuda de una plancha para a continuación apoyarlos sobre el oído afectado.

Finalmente, consulte con su médico o lleve a su hijo a urgencias, si el niño se queja de dolor intenso y sospecha que se trata de una infección de oído.

Remedio 40: Contra el Dolor de Garganta (todas las edades, excepto gárgaras)

Contra el dolor de garganta algo que funciona muy bien es colocar cataplasmas en el cuello para proporcionar al niño un rápido alivio del dolor de garganta. Para hacer esta cataplasma puede utilizar quark (requesón) o patatas y prepararla tal y como se explica en el remedio número 35.

Cómo se ha mencionado en páginas anteriores, cuando se tiene dolor de garganta una buena solución es hacer gárgaras de agua y sal (siempre que su hijo sea lo suficientemente mayor para hacer gárgaras sin atragantarse ni tragárselas) y tomar líquidos tibios y sopa de pollo y/o cebolla ricas en zinc y hierro.

Índice de Fotografías

1. Estornudo.- Autor: Futurestreet en www.flickr.com bajo licencia creative.commons atribución 2.0 genérica.

2. Escuela. Autor: Andres Ruff Custom Designs en www.flickr.com bajo licencia creative.commons atribución 2.0 genérica.

3. Lavarse las Manos. Autor: Miki Yoshihito en www.flickr.com bajo licencia creative.commons atribución 2.0 genérica.

4. Vacunarse contra la Gripe. Autor: Futureatlas.com en www.flickr.com bajo licencia creative.commons atribución 2.0 genérica.

5. Sopa de Pollo. Autor: Shawn Rossi en www.flickr.com bajo licencia creative.commons atribución 2.0 genérica.

6. Miel. Autor: Dino Giordano en www.flickr.com bajo licencia creative.commons atribución 2.0 genérica.

7. Canela. Autor: Vvillamon en www.flickr.com bajo licencia creative.commons atribución 2.0 genérica.

8. Bebiendo Agua. Autor: Akihito Fujii en www.flickr.com bajo licencia creative.commons atribución 2.0 genérica.

9. Sal. Autor: SoraZG en www.flickr.com bajo licencia creative.commons atribución 2.0 genérica.

10. Albahaca. Autor: Gonzalo MMD en www.flickr.com bajo licencia creative.commons atribución 2.0 genérica.

11. Tomillo. Autor: Yuluka-Man en www.flickr.com bajo licencia creative.commons atribución 2.0 genérica.

12. Leche. Autor: Tambako the Jaguar en www.flickr.com bajo licencia creative.commons atribución 2.0 genérica.

13. Ajo. Autor: Lowjumpingfrog en www.flickr.com bajo licencia creative.commons atribución 2.0 genérica.

14. Naranja. Autor: DavidDennisPhotos en www.flickr.com, creative.commons atribución 2.0 genérica.

15. Fresa. Autor: Bdebaca en www.flickr.com bajo licencia creative.commons atribución 2.0 genérica.

16. Jengibre. Autor: Waywuwei en www.flickr.com bajo licencia creative.commons atribución 2.0 genérica.

17. Gelatina. Autor: Mordicua en www.flickr.com bajo licencia creative.commons atribución 2.0 genérica.

18. Baño Relajante. Autor: Joe Shlabotnik en www.flickr.com bajo licencia creative.commons atribución 2.0 genérica.

19. Limón. Autor: Bdebaca en www.flickr.com bajo licencia creative.commons atribución 2.0 genérica.

20. Cebollas. Autor: Vacacion en www.flickr.com bajo licencia creative.commons atribución 2.0 genérica.

www.ingramcontent.com/pod-product-compliance
Lightning Source LLC
Chambersburg PA
CBHW070748290526
45795CB00002B/525

* 9 7 8 1 4 9 1 2 5 6 6 2 6 *